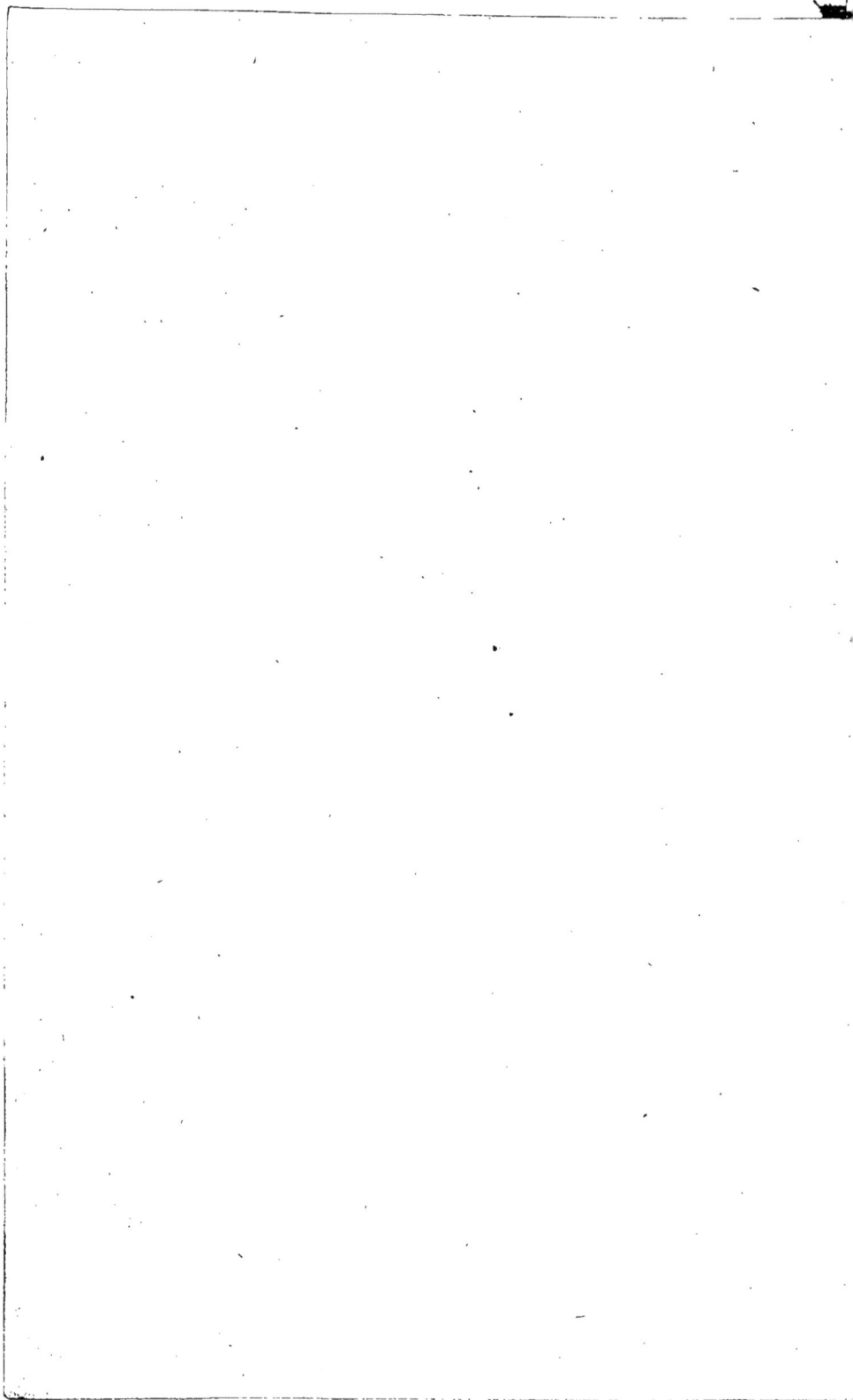

LA VÉRITÉ

SUR LES

ALIÉNÉS

LEUR TRAITEMENT

ET LA

LOI DU 30 JUIN 1838

Par A. CHARMETTON

ANCIEN PRÉPOSÉ AU TRANSFÈREMENT DES ALIÉNÉS DU DÉPARTEMENT DE LA SEINE

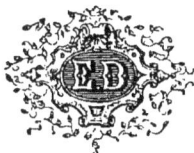

PARIS

E. DENTU, LIBRAIRE-ÉDITEUR

PALAIS-ROYAL 15 A 19, GALERIE D'ORLÉANS

—

1876

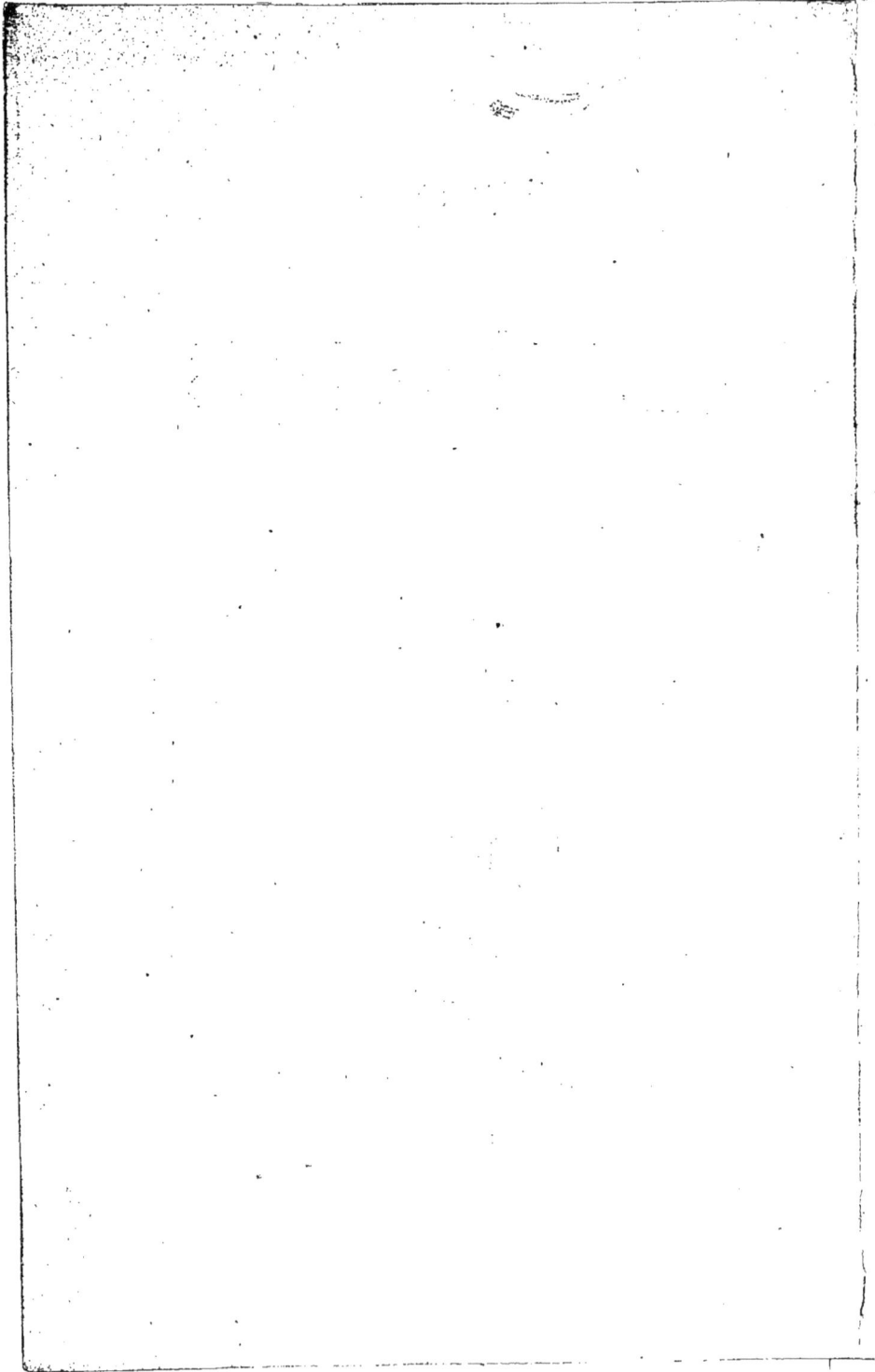

LA VÉRITÉ

SUR LES

ALIÉNÉS

LEUR TRAITEMENT

ET LA

LOI DU 30 JUIN 1838

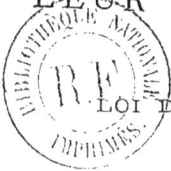

Par A. CHARMETTON

ANCIEN PRÉPOSÉ AU TRANSFÈREMENT DES ALIÉNÉS DU DÉPARTEMENT DE LA SEINE

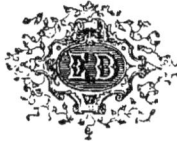

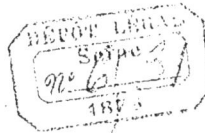

PARIS

E. DENTU, LIBRAIRE-ÉDITEUR

PALAIS-ROYAL 15 A 19, GALERIE D'ORLÉANS

1876

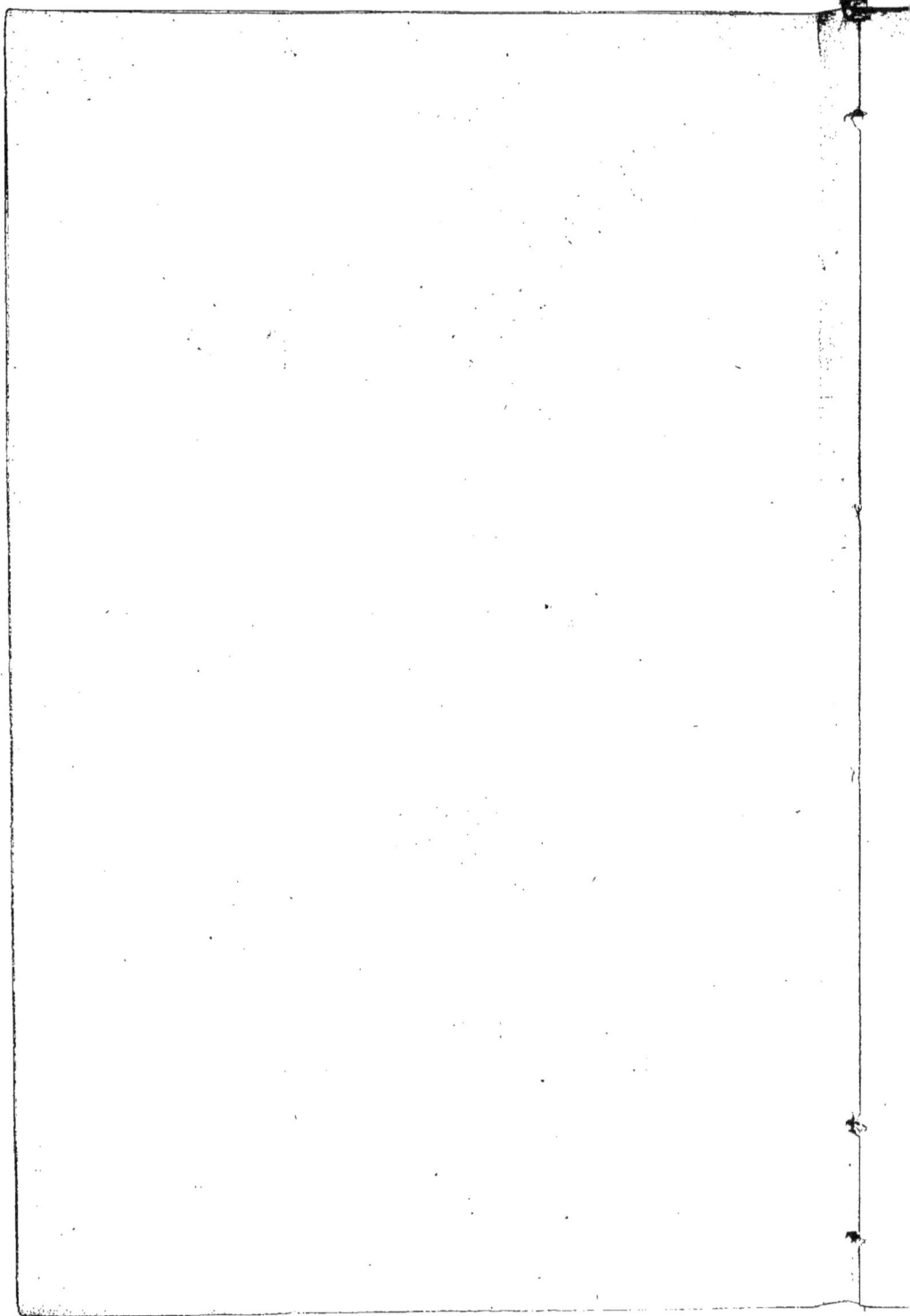

LA VÉRITÉ

SUR

LES ALIÉNÉS

Le moment est-il venu de réviser la loi du 30 juin 1838 ?

Telle est la question qui sollicite et préoccupe l'opinion publique.

Depuis 1863, elle agite à ce point les esprits que législateurs, médecins, magistrats, jurisconsultes, administrateurs, philosophes, avocats, journalistes, romanciers, parlent, écrivent et se passionnent à son sujet. Il faut donc reconnaître qu'il y a là une question sociale, d'un intérêt universel, qui s'impose et qui forcément doit être mise à l'ordre du jour.

Mais faut-il être médecin, faut-il être aliéniste pour parler des aliénés ?

Je ne le pense pas. Je crois au contraire qu'il n'est pas inutile que la question soit étudiée sous tous ses aspects et par les esprits les plus divers. Dans tous les cas, je suis d'avis qu'il est permis à tout homme de cœur d'apporter son tribut de sympathie à cette immense infortune.

Je viens donc avec une confiance entière, ne possédant pour traiter la matière que l'expérience acquise pendant plusieurs années passées au milieu des aliénés à leur service, et le dévouement absolu que j'ai toujours porté au fond du cœur à cette grande famille de déshérités ; je viens, sans préjugés et sans passion, dire ce que je crois être la vérité sur la législation actuelle et quelles améliorations l'esprit public réclame, en un mot, plaider la cause de ces malheureux, bien persuadé, comme Pinel, qu'il suffit pour réussir d'être animé d'une philanthropie franche et pure, ou plutôt du désir sincère de concourir à l'utilité publique.

Pour bien apprécier la loi de 1838 il n'est pas sans intérêt de se reporter un instant en arrière et de jeter un coup d'œil rapide sur le passé.

L'histoire de la folie se divise en trois périodes bien distinctes :

Période primitive d'ignorance et de barbarie ;

Seconde période de réforme et d'application systématique ;

Enfin, troisième période d'amélioration et de progrès.

*
* *

Depuis les âges les plus reculés, la folie semble avoir parcouru les phases diverses, les nombreuses péripéties de la vie des peuples, et présente le caractère des idées générales qui dominent dans chaque siècle.

Dans les temps primitifs, l'aliéné, d'après la nature de son délire, était considéré tantôt comme un envoyé du Ciel, tantôt comme un misérable poursuivi par la colère des Dieux ; dans le premier cas, il était respecté, vénéré et servait à rendre des oracles au profit des prêtres qui spéculaient sur l'ignorance et l'asservissement des hommes ; dans le second cas, il était voué aux puissances infernales et rejeté avec horreur de la société.

Avec la civilisation romaine apparurent les premières traces de législation sur les aliénés. La loi des Douze-Tables contenait les principes primitifs de la tutelle et de la curatelle; elle établissait les deux grandes catégories d'aliénés, les maniaques et les déments (*furiosi et mente capti*), et étendait sa protection sur leurs biens. D'après les Pandectes, les furieux devaient être renfermés, gardés et protégés par les soins de l'administration, dans des lieux déterminés. Mais les différentes invasions de barbares engloutirent les lois et la civilisation romaines, et les malheureux fous furent laissés de nouveau, sans protection, au milieu de la société, à la merci de l'ignorance et de la force brutale.

A l'avènement du christianisme une transformation se fit dans les croyances, les idées morales et par suite dans les mœurs et les préjugés de la société. L'aliénation mentale, dans sa manifestation, dans son traitement ou sa répression suivit les phases de cette transformation. Puis, les discussions ardentes et passionnées du moyen-âge vinrent troubler les esprits et ajouter une lugubre page à cette triste histoire de la décadence humaine.

Voici la longue série des sorciers, des possédés du diable, démonomanes, mélancoliques, théomanes, pauvres fous! qui furent traités par l'excommunication, les exorcismes et presque toujours par les infâmes bûchers de l'inquisition. Les autres, agités, violents, dangereux étaient enchaînés et jetés dans les prisons comme de vils criminels. Nul hôpital, nulle maison pour les recevoir et les soigner, partout on les frappe, partout ils croupissent sur la paille et sont l'objet d'une curiosité malsaine. Les plus inoffensifs sont reçus dans quelques couvents, ou promènent leur infortune au milieu des sarcasmes de la société, ou bien sont appelés à la cour du souverain pour servir de délassement à sa puissance. Autre genre de honte et d'insulte à l'humanité dans la personne des aliénés, il y eut les *fous du roi*.

En 1670, Louis XIV, pour la première fois, cassa l'arrêt

du parlement de Normandie qui condamnait au supplice dix-sept sur cinq cents de ces infortunés, impliqués dans un procès de sorcellerie où il fut affirmé, sous la foi du serment, qu'on avait vu un rat parler à un enfant de dix ans.

En 1672, il rendit la célèbre ordonnance par laquelle il fut interdit au parlement d'évoquer dorénavant les procès pour cause de sorcellerie.

Les bûchers furent éteints, mais faute de savoir que la démonomanie est une maladie et non un crime, plus de vingt mille individus avaient expié dans les flammes le tort d'être atteints d'aliénation mentale (1).

Cependant une ère nouvelle se préparait, un double mouvement scientifique et philosophique allait imprimer à l'esprit humain une direction nouvelle. Le dix-huitième siècle venait de se résumer dans la proclamation des Droits de l'homme et enfantait la Révolution française.

Philippe Pinel, entraîné par ses idées, devint l'instrument de cette grande réforme appliquée aux aliénés, il inaugura la période de réforme et d'application systématique.

*
* *

Ce fut en 1792 que Pinel pénétra pour la première fois dans les loges infectes et malsaines des aliénés de Bicêtre. Il y trouva des infortunés abandonnés à la cruelle incurie de gardiens sans contrôle, exposés comme des bêtes féroces à la curiosité barbare d'un public indiscret, couchés sur la paille humide, sans vêtements, chargés de chaînes.

Pour guérir de si profondes plaies, il ne suffisait pas

(1) Maxime du Camp. *Les Aliénés à Paris,*

d'être un savant; il fallait encore et avant tout être un philanthrope.

Tel fut Pinel.

Les droits de l'homme avaient été méconnus, la dignité
humaine avait été foulée aux pieds à tous les degrés de
l'échelle sociale. A chacun son rôle, Pinel s'appliqua à la
réhabiliter dans la personne des aliénés. Ils avaient été
avilis, dégradés, confondus avec les criminels; avant de
leur appliquer de nouvelles théories scientifiques, il com-
mença par les élever à la dignité de malades que le
malheur avait rendu sacrés.

L'œuvre de Pinel ne s'éteignit pas avec lui, il eut le
temps d'inspirer et de former des disciples. Jeunes, ardents au bien, ils entrèrent courageusement dans la voie
que le maître ouvrait à leur activité. Le chemin était ardu,
on ne répand pas en un jour une doctrine nouvelle qui
doit transformer les idées et les préjugés d'une époque. La
lutte fut longue et pénible. Bientôt, de Paris ces idées de
progrès se répandirent sur la France, elles envahirent
l'Europe; partout les aliénés furent appelés à jouir des
bienfaits de la grande réforme. Enfin la loi de 1838 vint
couronner le travail gigantesque de cette phalange
d'hommes aussi recommandables par leur philanthropie
qu'illustres par leur science : Pinel, Esquirol, Leuret,
Georget, Lélut, Falret, Félix Voisin, Parchappe, Ferrus,
noms immortels que la postérité a déjà inscrits, avec or-
gueil et reconnaissance, au nombre des bienfaiteurs de
l'humanité !

*
* *

La loi de 1838, qui ouvre la période d'amélioration et de
progrès, est une œuvre considérable.... Elle fut créée de

toutes pièces par une réunion de magistrats, d'administrateurs et de philanthropes éminents dont la France a gardé
les noms et le souvenir; elle fut l'objet de cinq rapports à
la Chambre des députés et à la Chambre des pairs pendant
le cours des trois sessions législatives. Enfin elle subit
l'épreuve d'une triple discussion.

Quand on pense que ces hommes ne furent guidés par
aucune législation antérieure; qu'ils n'eurent, pour inspi-
ration et pour but, que le bien de l'humanité, le désir sincère de soulager la plus triste et la plus grande de toutes
les infortunes, on est bien obligé de ne toucher à leur
œuvre qu'avec respect et de ne marcher en avant qu'à la
condition de suivre le chemin qu'ils ont ouvert.

Recherchons donc la trace des idées premières dont
ils se sont inspirés au moment où ils se sont placés
en face de cette plaie sociale, profonde et universelle : la
folie !

La folie ! A ce mot, s'écrie M. le docteur Falret, que de
souvenirs pénibles se réveillent dans le cœur de l'ami de
l'humanité ! Que de souffrances désespérées! Que de dou-
leurs sans consolations ! Que d'agonies longues et terribles? Le plus noble attribut de l'homme, la plus précieuse
de ses facultés perdus, anéantis ! Ce roi de la création par
l'intelligence, déchu au-dessous de la brute (1) !

La folie est une affection du cerveau qui trouble les
fonctions de cet organe, et dérange le jeu des facultés intellectuelles, morales et affectives (2).

C'est une maladie qui empêche un homme de penser et
d'agir comme les autres.

L'aliéné est donc avant tout et d'abord un malade. Alors,
le premier auxiliaire à requérir, ce n'est pas la loi, c'est la
médecine ; ce n'est pas le juge et le tribunal, c'est l'hôpital
et le médecin.

---

(1) M. le docteur Falret père. *Traité des maladies mentales.*
(2) M. le docteur Foville. *Les Aliénés.* 1870.

Mais la folie n'est pas une maladie comme les autres. L'aliéné n'est pas seulement atteint d'une affection passagère, durable ou mortelle, auquel un traitement et les hôpitaux ordinaires suffisent; c'est un malade qui réclame des soins constants et spéciaux. Le trouble de ses facultés intellectuelles, qui lui enlève son libre arbitre, peut l'entraîner subitement à des actes préjudiciables à sa vie, à ses intérêts, à ceux de ses proches, à l'ordre public, à la société tout entière. Il n'est donc pas seulement un malade, il est aussi, comme on dit, aliéné.

Le médecin, que la loi appelle, n'a qu'une préoccupation, constater la folie sous les diverses formes sous lesquelles elle se présente; il ne poursuit qu'un but : soigner et guérir, si faire se peut, la maladie qu'il vient de reconnaître. Or, pour atteindre ce résultat, quand il s'agit de la folie, il réclame impérieusement, comme premier moyen de traitement, comme mesure indispensable, l'isolement.

L'isolement des aliénés, ne consiste pas à tenir ces malheureux renfermés, solitaires, privés de toute communication et de tous les avantages de la vie. Ce n'est pas, comme autrefois, l'isolement des prisonniers. Non ; isoler les aliénés, au point de vue médical, c'est changer tout leur mode d'existence ; c'est les éloigner des personnes, des lieux et des circonstances qui ont provoqué ou qui entretiennent le trouble des facultés intellectuelles, morales et affectives ; c'est substituer à des localités ordinaires des établissements disposés d'une manière tout-à-fait spéciale ; c'est faire succéder une conduite ferme et douce à de molles condescendances qui tendent à perpétuer le délire, c'est mettre en application les sages leçons de l'expérience au détriment d'un aveugle empirisme (1). Voilà le rôle du médecin.

Le législateur se place à un autre point de vue. Il ne prétend pas connaître ni guérir le mal de la folie. Ce n'est pas

(1) Falret. *Traité des maladies mentales.*

l'état physique, c'est l'état mental du fou, qui constitue pour lui la folie.

Le législateur ne voit dans la loi que l'instrument à l'aide duquel les hommes se protégent contre les instincts naturels de l'homme. Or, l'aliénation mentale étant régulièrement démontrée, il n'y a plus qu'à prévoir les conséquences des actes des aliénés, — de ces êtres dont les instincts sont le plus souvent portés aux désirs impérieux de la brute, aux impulsions invincibles et violentes, au meurtre, au vol, — et à prévenir les dangers certains qu'ils peuvent faire courir à la société, à la famille et à eux-mêmes. Au nom de la morale générale, de l'ordre public et de la sûreté des personnes dont la loi est gardienne, il ordonne, lui aussi, l'isolement de l'aliéné, non plus pour traiter son mal, mais pour le mettre dans l'impossibilité de nuire (1).

Voilà les idées vraies et fécondes sur lesquelles s'appuie cette loi qui marque une date dans la réforme accomplie en France, depuis le commencement de ce siècle, et qui, en définitive, fut une conquête pour l'humanité.

Elle imposa des devoirs à l'autorité. Chaque département fut obligé de pourvoir aux soins de ses aliénés et de leur ouvrir des établissements spéciaux. Ces établissements furent placés sous la surveillance de l'autorité publique, et soumis à des visites et à des inspections du personnel administratif et judiciaire.

Elle traça des règles pour la séquestration des aliénés. La première : c'est que la personne qui provoque un fait aussi grave se fasse connaître, afin qu'on puisse lui en demander compte dans le cas où elle aurait obéi à d'autres sentiments qu'à ceux du devoir. Elle exige la responsabilité d'un médecin, dont le certificat devient la raison principale de cet acte considérable. Ce certificat doit indiquer

(1) A. Lemoine. *L'Aliéné devant la philosophie, la morale et la société.*

les particularités de la maladie, constater l'état mental de la personne et la nécessité de la faire traiter dans un établissement spécial.

Elle régla les dépenses de l'entretien, du séjour et du traitement des personnes placées dans les asiles.

Elle indiqua quelques mesures à prendre pour la sauvegarde des biens des aliénés, en imposant aux commissions administratives ou de surveillance l'obligation d'exercer, à l'égard des malades, non interdits, les fonctions d'administrateurs provisoires.

Enfin, elle fit l'application de peines sévères aux directeurs ou préposés, aux médecins ou employés des établissements publics ou privés, coupables de contrevenir à ses prescriptions.

Telle est, dans ses principales dispositions et dans son ensemble, cette loi qui, dans ces dernières années, a été si violemment attaquée.

Ses adversaires la condamnent d'emblée. Ils la trouvent défectueuse, insuffisante, mauvaise, et demandent qu'elle disparaisse pour faire place à une loi nouvelle.

Ses défenseurs, au contraire (car elle a été défendue avec le même acharnement), déclarent qu'elle a atteint les dernières limites de la perfection et repoussent absolument toute main sacrilége qui oserait y toucher.

De part et d'autre, même opiniâtreté, mêmes exagérations, mêmes erreurs. La lutte devient générale, ardente; on rencontre les personnalités, les accusations, j'allais dire, les invectives partout, et la vérité nulle part.

Enfin à la suite de tout ce bruit, de toute cette agitation de l'opinion publique, le calme s'est rétabli.

Est-ce bien le véritable apaisement où la vérité a quelque espoir de se faire entendre? Et le moment est-il venu de parler pour les aliénés?

Je le crois. Lorsque j'ai vu combien la dernière Assemblée nationale avait apporté d'empressement, de soins, de zèle et de sollicitude à élaborer les lois protectrices de l'enfance, il m'a semblé que l'heure favorable avait sonné pour les aliénés ; il m'a semblé que le moment était venu de réclamer la même faveur pour ces malheureux enfants d'un autre âge, trop abandonnés à la cupidité et à l'incurie de ceux qui les entourent. C'est ce que je vais tenter dans les quelques observations qui vont suivre.

La loi de juin 1838, qui a largement couvert de sa protection la sécurité et les intérêts de la famille et de la société, n'a pas suffisamment protégé l'aliéné dans sa personne et dans ses biens.

Je le prends à l'instant où la loi le sépare violemment des siens et l'arrache du milieu social où sa présence est un péril, pour l'isoler, le séquestrer dans la maison de santé où il doit vivre désormais.

Au moment, où la demande d'entrée, le certificat du médecin, ou l'ordre du préfet ont fait ouvrir devant lui les sombres portes de sa future retraite, la' première préoccupation doit être de se demander s'il n'y a pas là une séquestration arbitraire, une atteinte portée à la liberté individuelle.

C'est sur ce point d'ailleurs que se sont dirigées la plupart des attaques des adversaires de la loi, et elles ont été vives.

Je crois cependant que la loi, en rendant facile l'accès des maisons de santé ou des asiles, a été bien inspirée. Il faut bien se rappeler que l'aliéné est, avant tout, un malade, que le moindre retard apporté au traitement qui lui est nécessaire peut compromettre sa vie ou sa guérison, et qu'un jour perdu peut le rendre incurable.

Les cas de séquestrations arbitraires, quoi qu'on en dise, sont très rares et fort difficiles à accomplir. J'affirme personnellement n'avoir jamais été témoin de cet outrage criminel à la liberté.

Il ne faut donc pas, par un excès de précaution, s'exposer à tomber dans le défaut contraire, bien plus grave et bien plus périlleux. Oui, la liberté individuelle est un bien précieux entre tous, mais la liberté, la sécurité, la vie de tous les citoyens ont plus de prix encore.

L'écueil grave qu'il faut éviter ici, c'est de vouloir couvrir d'une protection exagérée la liberté de l'individu au détriment du corps social tout entier. Ce n'est point là malheureusement un écueil chimérique. Les annales des cours d'assises sont là ; et nous pouvons compter le nombre des malheureux tombés sous les coups des aliénés laissés imprudemment en liberté. La liste en est longue, elle est effroyable.

Si la loi a laissé une lacune, elle n'est point dans les formalités préliminaires exigées pour le placement de l'aliéné ; elle se trouve plutôt dans l'isolement, j'allais presque dire dans l'abandon où elle laisse ce malheureux, dans les premiers instants de sa séquestration. Il fait trop tôt partie intégrante de l'asile ou de la maison de santé.

Vous accordez au criminel une détention préventive. Pourquoi l'aliéné, qui n'est que malheureux, ne jouirait-il pas au moins de la même faveur ?

Pourquoi les maisons de santé, les asiles publics n'auraient-ils pas tous un vestibule, une salle d'attente, un quartier d'admission et d'examen, sur le modèle de celui de l'asile Sainte-Anne, où le présumé aliéné serait étudié, examiné pendant un certain temps, quinze jours, par exemple, au lieu d'être jeté subitement au milieu des autres fous ? Pourquoi ne lui accorderiez-vous pas, pendant cette première quinzaine, la faveur d'un contrôle sérieux par plusieurs inspections de médecins et de magistrats ?

Il peut arriver, il arrive même souvent, que le malade que l'on envoie à la maison d'aliénés, n'est atteint que d'un délire passager, provoqué soit par l'abus des liqueurs alcooliques, soit par d'autres causes inconnues. A son réveil, qui peut se produire quelques jours après son entrée, il se trouvera en face du médecin de l'établissement dans lequel il est renfermé. Que fera le médecin ? Placé entre deux difficultés graves à vaincre, il hésitera entre deux devoirs à remplir. D'un côté, s'il rend ce malade à la liberté,

une rechute soudaine peut se produire et avoir des conséquences terribles pour les siens et pour la société; d'un
autre côté, s'il prolonge la séquestration, il porte atteinte à
la liberté d'un homme qui lui paraît guéri.

L'intervention de l'autorité dans les premiers jours de
la séquestration de l'aliéné est indispensable; elle remplit
une lacune regrettable; elle produit un triple résultat : d'a-
bord elle sauvegarde la liberté individuelle en faisant immédiatement cesser une séquestration arbitraire ou peu
motivée; ensuite elle couvre de sa garantie la responsabilité du médecin, enfin elle apaise et éclaire l'opinion publique.

Après la séquestration, lorsque les portes de la maison
de santé se sont définitivement refermées sur l'aliéné,
quatre agents principaux ont une action directe sur sa
personne. L'établissement dans lequel il est renfermé, —
le médecin responsable, — le directeur, — les domestiques chargés de sa surveillance.

I. — Une maison d'aliénés est un instrument de guérison. C'est l'agent thérapeutique le plus puissant contre les
maladies mentales (1).

Je lis dans l'exposé des motifs de la loi de 1838 : « Les
» véritables dangers se rattachent à l'existence et au
» régime de ces établissements. C'est là que les aliénés
» peuvent être retenus après leur guérison; que pendant
» le traitement, ils sont exposés à subir des privations, des
» gênes, une captivité que leur impose l'ignorance, la rou-
» tine ou la cupidité. »

Après ces paroles, il est permis de se demander si les
établissements d'aliénés sont bien vis-à-vis de leurs pensionnaires dans les conditions exigées par la loi? Si le
contrôle qu'elle a établi sur eux est suffisant?

Je laisse répondre M. le docteur Thulié, ancien médecin

(1) Esquirol.

de la maison de Charenton, aujourd'hui membre du conseil général du département de la Seine et du conseil municipal de la ville de Paris.

« Les inspections, dit il, telles qu'elles sont ordonnées par l'article 4 de la loi, sont insuffisantes et ne peuvent garantir ni la liberté individuelle, ni la sortie du pensionnaire après guérison, ni la bonne surveillance de l'hygiène et des soins qu'on donne aux malades.

» La loi qui prescrit au procureur de la République de faire chaque année quatre visites au moins dans les établissements privés, est-elle fidèlement exécutée?... Il suffirait de jeter un coup d'œil sur les registres des maisons de santé prescrits par l'article 12, pour se faire une idée nette à ce sujet, et se convaincre qu'on apporte, dans l'exécution de l'article 4, tout au moins de la négligence.

» D'ailleurs, la loi fût-elle exécutée à la lettre et avec un zèle qu'on ne peut exiger, ces visites, que le législateur regardaient comme très importantes au point de vue de la liberté individuelle, seraient loin d'être efficaces ; elles ne peuvent l'être.

» En un très court espace de temps, un magistrat, peu habitué aux malades, doit examiner un nombre d'aliénés tel que le médecin le plus versé dans l'étude des maladies mentales ne pourrait se faire une idée, je ne dis pas nette, mais approximative de l'état intellectuel des gens qu'il a sous les yeux. De plus, les aliénés qui vont au devant de l'inspecteur, qui le suivent et le harcèlent avec le plus d'acharnement, ne sont pas les moins malades. Ils gênent grandement dans ses observations le magistrat qui, poursuivi par un torrent de réclamations singulières, ne peut écouter ou apprécier quelquefois celles qui sont sérieuses. Devant certains cas difficiles, le visiteur reste perplexe, sent son incompétence médicale, se voit forcé de recourir au médecin traitant et de calquer son opinion sur celle du praticien dont il vient contrôler les actes. Non-seulement dans une maison qui contient un grand nombre de malades, mais dans celles où le nombre est restreint, on ne peut être sûr de voir tous les aliénés. Aux heures où ces inspections sont faites, tous ne sont pas présents dans les cours et dans les salles de réunion : quelques-uns sont dans leur chambre, d'autres employés hors des divisions à un travail quelconque, d'autres même au parloir, et ces absents sont généralement ceux qui se trouvent dans des conditions favorables. Quelques malades, espérant une sortie prochaine, ne parlent pas au magistrat, de peur de gâter leur situation ; ils espèrent quelquefois longtemps ! Il y en a enfin qui ne réclament plus, parce qu'ils ont toujours réclamé vainement.

» En admettant les doutes de l'exposé des motifs de la loi de 1838, en admettant que la mauvaise foi se glisse dans un de ces établissements spéciaux, peut-on avoir la certitude qu'on n'a pas fait disparaître un malade pendant la visite du magistrat pour le soustraire à son examen, et que dans la maison inspectée il n'y a pas une victime *de la routine ou de la cupidité?* Comment l'inspecteur pourrait-il le soupçonner ?... Il n'a à sa disposition aucun moyen de contrôle.

» Les inspections administratives, ayant pour but principal la surveillance de l'hygiène et du traitement des malades, ne sont pas plus efficaces.

» On ne sait comment cela arrive ; mais il est de fait que toutes ces inspections sont non-seulement prévues, mais souvent connues à l'avance.

» L'établissement prend alors une nouvelle physionomie : tout se répare, se reblanchit ; le régime est plus soigné que d'habitude ; le comfort apparaît, presque le luxe ; chacun est à son poste, comme s'il ne l'avait jamais quitté ; et, le grand jour venu, on promène fièrement l'inspecteur de division en division, du dortoir à la cuisine, et on obtient un bon rapport. Mais après son départ reparaissent la routine et la parcimonie.

» Certes, si une inspection se pouvait faire à l'improviste, si l'inspecteur apparaissait subitement, pénétrait dans certaines divisions, qui laissent tant à désirer dans beaucoup de maisons, qui dans quelques unes sont horribles s'il marchait d'emblée, sans donner le temps de remédier aux plus regrettables lacunes, il aurait beaucoup à reprendre et à blâmer sévèrement.

» On peut l'affirmer, quand on a visité quelques établissements, les inspections sont insuffisantes, et beaucoup de misérables habitudes qui existent auraient disparu sans cela.

» On a signalé deux ou trois établissements, dit M. le docteur Dagonet, où s'étaient glissés des abus graves, n'ayant été SOUPÇONNÉS, *ni par les inspecteurs,* dont les visites se font à des *époques éloignées* et qui ne peuvent évidemment surveiller de loin, ni par les commissions de surveillance, dont les attributions ne nous paraissent pas assez bien définies.

» C'est un aveu. Et qui le fait ? Un des plus ardents défenseurs de la loi de juin 1838.

» S'il y a des abus graves qu'un accident a fait surprendre et dévoiler dans deux ou trois établissements, abus qui n'avaient pas été soupçonnés, il est à craindre qu'on ne soupçonne pas encore des abus qui existent, et qu'on attende, pour prendre des mesures, qu'ils fassent explosion comme ce drame sinistre qui a rendu si tristement célèbre l'établissement d'aliénés d'Évere, en Belgique.

» On a donc le droit d'être peu satisfait de l'article 4 de la loi, et il est évident qu'une réforme est urgente. »

II. — Les médecins des asiles d'aliénés sont-ils tous à la hauteur de leur mission ? La science aliéniste n'est-elle pas stationnaire en France ? Quelles sont les causes de cette situation ?

Malgré la témérité d'un semblable examen, sous les yeux des illustrations médicales aliénistes dont la France s'honore, je l'aborde résolûment, persuadé qu'il intéresse la prospérité des établissements et le bien-être des malades.

L'expérience semble démontrer que les asiles d'aliénés se sont peu à peu transformés en service administratifs

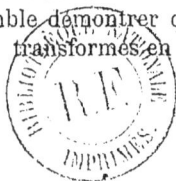

2

plus ou moins importants. Ils se sont écartés de leur but véritable et ils ont en partie perdu le caractère médical qui doit, avant tout, leur appartenir, le seul qui puisse rendre service aux malades et inspirer, au public comme aux familles, une véritable confiance.

Les médecins ont tenu à honneur de passer pour des administrateurs habiles ; sur ce piédestal ils ont cru voir s'accroître leur importance. C'est là une tendance et une erreur regrettables ; c'est là, une compromission stérile de la dignité médicale (1).

Non. Un médecin, quelle que soit sa valeur, ne peut pas à la fois remplir dans toute leur étendue les fonctions de médecin et de directeur, donner des soins assidus à quatre ou cinq cents malades et administrer un grand établissement.

Ce médecin, que la loi a rendu responsable, se doit, avant tout et tout entier, au traitement de ses malades. Il doit suivre pas à pas, chaque jour, les diverses transformations de leurs maladies, en étudier minutieusement les phases et les caractères différents, à mesure qu'ils se produisent ; il doit renouveler ces études à l'arrivée de chacun des nouveaux malades, causer avec eux, quelquefois longtemps, afin de pouvoir apprécier le degré et la nature de leur aberration. Il doit étudier toujours, modifier souvent le traitement qu'il convient de leur appliquer.

Il a fallu à Ferrus, médecin en chef de Bicêtre, plusieurs années d'une étude suivie pour prendre une connaissance exacte des aliénés que renfermait cet établissement.

Mais ce n'est pas tout encore ; sans parler des maladies physiques qui peuvent se déclarer subitement, le jour, la nuit, et auxquelles il faut aussi des soins immédiats ; sans parler des visites réglementaires, des rapports, du cahier de visites et du livre exigé par la loi ; sans parler de l'importance de la constatation régulière des cas de guérison afin de rendre aussitôt le malade à la liberté, le médecin

(1) M. le docteur Dagonet. *Annales médico-psychologiques.*

doit encore sous peine de déchéance, donner un temps considérable à la science médicale; il doit, au profit de ses malades, suivre les progrès de la science aliéniste quand il ne peut en étendre les limites. Quand tout marche, ne pas avancer, c'est reculer, a dit M. le docteur Legrand du Saulle.

Après cela comment trouvera-t-il le temps de faire de l'administration, de surveiller les mille détails de réception et de distribution de fournitures, de procéder à l'entrée et à la sortie administrative de chaque malade, comment pourra-t-il veiller à la bonne tenue de la comptabilité et des nombreux registres exigés par les règlements; lui restera-t-il assez de loisir pour préparer le budget, proposer et faire exécuter les réparations d'entretien, contrôler le personnel, assurer d'une manière efficace le règlement, en un mot, présider d'une manière constante à tous les détails matériels de l'économie d'une grande administration?

Il arrive alors infailliblement que le traitement des malades est négligé. Le médecin-directeur fait peut-être sa visite réglementaire, mais il la fait très vite, il n'a pas le temps de s'arrêter, *il passe,* comme on dit.

Des magistrats n'ont-ils pas déclaré à une commission extra-parlementaire qui recherchait les moyens d'améliorer la loi de 1838, qu'un médecin d'un asile public continuait encore à rédiger le bulletin sanitaire d'un aliéné alors que celui-ci était mort depuis plusieurs mois!

On dit que la science aliéniste est stationnaire en France. Je viens d'en signaler une cause; M. Maxime du Camp en indique une autre :

« Croirait-on que, dans un pays comme le nôtre, où plus de 50,000 aliénés sont traités dans les asiles publics, indépendamment de ceux que renferment les maisons de santé, de ceux qui ont été confiés à des congrégations religieuses, de ceux qui sont gardés à domicile; croirait-on qu'à l'école de médecine de Paris, à cette école qui au temps de Richerand, de Broussais, de Roux, de Dupuytren, de Marjolin, d'Audral, a jeté des lumières dont le monde a été ébloui, il n'existe même pas un cours de pathologie mentale, et que cette science toute spéciale, si difficile et si complexe, est effleurée secondairement dans la chaire de pathologie générale ! » (1)

Quand on pense que tous les médecins, en France, tiennent au bout d'un certificat la liberté d'un homme en le déclarant atteint de folie, on ne croira pas que la loi ne leur donne pas tous les moyens d'apprendre à connaître cette étrange maladie sur laquelle ils peuvent être appelés à prononcer un verdict aussi grave.

L'utilité de cette fondation, dit M. le conseiller Desmaze, n'a pas besoin d'être démontrée, il suffit de l'indiquer, il n'en est pas de plus indispensable, de plus urgente.

III. — Le directeur d'un asile d'aliénés ne doit pas être seulement un administrateur. Il doit avoir vécu au milieu des aliénés, les avoir étudiés, les connaître, les aimer, et savoir se faire aimer d'eux. Il ne doit pas se renfermer dans le cercle étroit de ses attributions administratives et matérielles; sa mission est plus élevée, plus noble, plus féconde. L'administrateur doit être doublé du philanthrope.

C'est ainsi que le comprenait Pinel. Il est des hommes, dit-il, qui, étrangers aux principes de la médecine et seulement guidés par un jugement sain, se sont consacrés au service des aliénés et ont amélioré le sort d'un grand nombre, soit en temporisant, soit en les asservissant à un travail régulier, en prenant à propos les voies de la douceur ou d'une répression énergique.

L'habitude de vivre constamment au milieu d'eux, celle d'étudier leurs mœurs, leurs caractères divers, les objets de leurs plaisirs ou de leurs répugnances; l'avantage de suivre le cours de leurs égarements, le jour, la nuit, pendant les diverses saisons de l'année; l'art de les diriger sans efforts, de leur épargner des emportements et des murmures, de prendre à propos avec eux le ton de la bienveillance ou un air imposant, et de les subjuguer par la force,

(1) M. Maxime du Camp. *Les Aliénés à Paris.*

lorsque les voies de la douceur ne peuvent suffire ; enfin le spectacle continuel de tous les phénomènes de l'aliénation mentale, et les fonctions de la surveillance doivent nécessairement communiquer à des hommes intelligents, zélés, des connaissances multipliées et des vues de détail qui manquent au médecin.

C'est pour n'avoir pas assez connu et médité ces paroles si fécondes et si vraies que les fonctions de directeur sont restées la plupart du temps stériles ou ont été la cause de dissidences graves.

Je suis arrivé à l'un des points les plus triste et les plus douloureux de ma tâche. J'ai à découvrir ici une plaie profonde dont l'aliéné ressentira les atteintes jusqu'à l'heure de sa guérison et de sa sortie, bienheureux si elles ne l'accompagnent pas jusqu'à sa tombe.

Je veux parler des infirmiers surveillants.

IV. — Lorsque l'aliéné quitte sa famille, dont les soins si tendres sont devenus insuffisants, pour entrer dans la maison ou dans l'asile où il doit trouver un traitement mieux approprié à son état, le médecin et le directeur ne sont pas les seuls qui soient appelés à avoir une influence sur son bien-être et sa destinée. Il est remis entre les mains d'un gardien qui va devenir l'agent principal du traitement physique et moral imposé par le médecin. Son rôle n'est pas seulement un rôle de surveillance. Son devoir, il est vrai, est bien d'être, la nuit et le jour, près de lui, de ne jamais le perdre de vue, d'être toujours calme et bon sans faiblesse, et, au nom de l'ordre et de la sécurité de tous, de s'attacher à lui comme l'ombre s'attache au corps. Mais ce qui constitue l'importance de ses attributions, c'est que, désormais, c'est lui qui va prendre la direction ; ce n'est plus l'aliéné qui ne peut et ne doit qu'obéir, c'est lui qui va commander avec tous les moyens de faire exécuter ses volontés. En un mot et en pratique, le malade vit de la vie de son gardien et devient pour ainsi dire sa chose.

Il n'échappera à personne combien ces fonctions sont

importantes et combien elles réclament de qualités de cœur et d'esprit chez celui qui en est investi. Les surveillants actuels de nos établissements d'aliénés ne possèdent pas une de ces qualités.

Recrutés à la hâte, sans la possibilité d'un contrôle sérieux sur leurs antécédents, sur leur caractère, sur leurs aptitudes spéciales, on les prend un peu partout, où l'on peut, à tous les degrés de l'échelle sociale, à tous les âges, à toutes les professions.

Ils viennent la plupart déclassés, avec le nombreux cortége de leurs défauts et de leurs vices, sans préparation, sans se douter même bien souvent de la nature et des exigences de leurs nouveaux devoirs. Aussi, quelque cruelle que soit la vérité, il faut dire qu'ils sont violents, égoïstes, grossiers, paresseux, ivrognes. Inaccessibles aux sentiments de philanthropie qui voient dans chaque malheureux un frère, ils demeureront, froids, insensibles, sans pitié en présence de l'infortune au soulagement de laquelle ils sont appelés à prêter leur concours.

Je ne veux pas qu'on puisse croire que j'exagère, je laisse la parole à l'honorable médecin-directeur de Ville-Evrard, M. le docteur Dagron.

« Disons-le tout de suite, nos serviteurs ont tous les défauts des domestiques sans en avoir les qualités.

» L'ivrognerie est leur vice capital. C'est à l'alcool qu'ils demandent toutes leurs jouissances.

» Faute de pouvoir remplacer ces gardiens comme il le voudrait, un directeur est presque obligé de tolérer leur ivresse une fois par quinzaine, le soir des jours de sortie. S'il les consigne à l'intérieur de la maison, c'est peine perdue. Si abrutis qu'ils soient par leur passion, ils trouvent encore, au fond de leur sac à malice, mille ruses pour se procurer la fatale liqueur. C'est en vain qu'on les fouille au moment de leur rentrée et qu'on organise des rondes de surveillance pour les surprendre. Bacchus veille sans doute sur eux comme sur des fidèles ! Leurs compères du dehors et les débitants des cafés borgnes du voisinage leur apportent, pendant la nuit, de l'eau-de-vie par dessus les murs, où en déposent à leur intention dans des cachettes introuvables. Si l'on parvient à la saisir, ils volent le vin de leurs malades. Ont-ils affaire à des imbéciles, le tour s'exécute sans peine, sous les yeux mêmes des dupes et avec une effronterie cynique. Craignent-ils, au contraire, d'être dénoncés par des fous en état de porter plainte, ils y mettent un peu plus de forme, et se cachent pour administrer à la ration réglementaire un baptême dont elle n'a certes pas besoin.

» C'est ainsi, trop souvent, que ce pauvre malade, auquel le médecin croit donner un régime fortifiant, en est réduit à boire de l'eau rougie et à se taire pour ne pas irriter son gardien, que le vin rend encore moins endurant que d'habitude.

» Il existe bien peu d'établissements où les choses se passent autrement. Les asiles où ces faits scandaleux éclatent le plus souvent au grand jour sont ceux qui passent pour les mieux tenus. Les maisons qui paraissent en être exemptes ne sont guère que celles où la surveillance est aveugle.

» Il y a plus, on a découvert et jeté à la porte des gardiens surpris vendant à leurs malades de mauvaise eau-de-vie, faite pour ruiner à jamais leur santé. Les victimes, engagées au silence par l'attrait du fruit défendu, devenaient des complices. Empoisonneurs et empoisonnés se liguaient de leur mieux pour détourner les soupçons du médecin et déjouer son contrôle !

» Aussi, dans les asiles les plus sévèrement dirigés, les infirmiers passent comme les voyageurs dans une auberge. Ont-ils quelque honnêteté et tant soit peu d'amour du travail, ils se dégoûtent vite de leur position, à laquelle ils ne sont résignés momentanément que comme pis-aller. Aussitôt qu'ils trouvent de l'occupation ailleurs, ils se hâtent de fuir. Sont-ils fainéants et ivrognes, il faut les jeter dehors dès qu'on peut pourvoir à leur remplacement. De toute manière, à part un très petit nombre d'exceptions honorables, ils ne font qu'entrer et sortir,

» Ceux qu'on renvoie exécutent sans vergogne leur tour de France, mendiant une place, d'asile en asile. Le médecin aliéniste en voyage les reconnaît un peu partout dans les maisons qu'il visite. Un jour ici, un jour là, ils sont le fléau des endroits où ils s'arrêtent et où la nécessité force à les accueilllir. »

Ce n'est pas tout encore, M. Dagron aurait pu en dire davantage, mais il en a dit assez cependant pour comprendre ce qui va se passer dans ces longs tête-à-tête de jour et de nuit, où ce gardien, cet étranger que vous venez d'entrevoir va se touver seul dans la chambre, dans la cellule, dans le dortoir, partout, avec l'aliéné, pauvre tête en délire, enfant capricieux, bizarre, emporté, qui ne réclame, comme l'enfant, que l'indulgence et une douce fermeté. S'il reste encore une épave de ce naufrage intellectuel, une lueur de ce flambeau qui s'éteint, quelles tortures !

Mais il suffit à ma tâche d'avoir signalé le mal. Il est grand, plus grand qu'on ne croit; il a depuis bien longtemps préoccupé les esprits les plus sérieux, les plus éminents. Chaptal, en 1810, avait destiné une somme annuelle de douze mille francs pour fonder une institution dont le but était de former le personnel des établissements d'aliénés. Les docteurs Roller, Brière de Boismont et d'autres encore, témoins attristés de la même lacune, ont eu recours au même moyen pour la combler. Aujourd'hui on retrouve la même préoccupation, les mêmes angoisses chez presque tous les médecins et directeurs d'établissements d'aliénés.

La réforme cette partie du service des aliénés est impérieuse, urgente.

Pourquoi se ferait-elle attendre ?

Serait-il si difficile de trouver dans notre pays, parmi le peuple, des hommes de cœur et de dévouement ?

Pinel, à son arrivée à Bicêtre, le rencontra cet homme du peuple au cœur généreux, bienfaisant, qui appliquait depuis longtemps le système qu'il venait inaugurer. Il accompagna le médecin dans sa première visite; les fous hurlaient et se démenaient comme d'habitude. Pinel lui dit : quand ils deviennent trop méchants que faites-vous ? — Je les déchaîne. — Et alors ? — Ils sont calmes.

Pinel, le grand savant a légué à la postérité le nom de l'humble surveillant, il s'appelait Pussin. La génération des hommes de cœur, des Pussin n'est pas éteinte en France.

Tous les aliénés ne sont pas renfermés dans les maisons de santé ou dans les asiles publics. On évalue à 55,000 le nombre de ceux qui vivent, en dehors de ces établissements, au milieu de la société.

Qu'a fait la loi pour toute cette population de malheureux ? Rien.

Aucun contrôle, aucune mesure de protection, aucune ordonnance de l'autorité n'est intervenue en leur faveur. Ils ont été oubliés.

La nature du traitement qu'on leur fait subir, les dangers qu'ils font courir à la société sont cependant des faits assez graves pour attirer l'attention du législateur.

L'aliéné est presque toujours un sujet de gêne et de honte pour sa famille ; si par cupidité ou amour-propre elle se décide à le garder, il est relégué, caché dans le coin le plus reculé, le plus obscur, le plus infect de la maison. Là, bien souvent, privé des soins qui lui sont nécessaires, quelquefois victime des sévices et des brutalités les plus coupables, il languit de longues années. Parfois l'opinion publique s'inquiète, l'autorité s'émeut et se décide à intervenir. Hélas! souvent il est trop tard. Quand on se décide à faire ouvrir la porte du bouge infect où croupit le mystérieux reclus, on ne retrouve plus que l'apparence d'une forme humaine, quelque chose qui remue encore en attendant le cercueil. Quelques-uns de ces drames domestiques viennent dérouler leurs lugubres péripéties devant les magistrats des cours d'assises ; mais combien s'éteignent dans le silence et dans l'oubli !

Les maisons particulières, les couvents se prêtent aussi à ce triste mode de séquestration. On se rappelle encore l'émotion que produisit en Europe, il y a quelques années, la découverte de la séquestration d'une malheureuse femme enfouie depuis trente ans, dans un réduit obscur d'une maison particulière de Cracovie.

C'est donc dans la famille et les maisons particulières que les atteintes coupables à la liberté individuelle sont les plus fréquentes, c'est là surtout qu'il faut les rechercher et les réprimer.

Si, au contraire, l'aliéné est abandonné au milieu de la société, sans protection, sans surveillance, la nature même de son malheur en fait une victime. Il devient la risée et le jouet de ceux qui l'entourent. On lui impose des travaux au-dessus de ses forces; si c'est une femme; elle est à la merci des plus mauvaises passions. Ou bien quand la fureur s'empare de sa pauvre tête, l'aliéné court, frappe, tue, incendie et devient le fléau inconscient de toute une population épouvantée.

Cet oubli de notre législation doit être réparé; il intéresse une population de 50,000 aliénés; l'humanité et la sécurité du corps social l'exigent.

La loi belge a devancé la nôtre; je lis art. 25 : Nulle personne ne peut être séquestrée dans son domicile ou celui de ses parents ou des personnes qui en tiennent lieu, si l'état d'aliénation n'est pas constaté par deux médecins désignés, l'un par la famille ou les personnes intéressées, l'autre par le juge de paix du canton, qui s'assurera par lui-même de l'état du malade et renouvellera ses visites au moins une fois par trimestre.

Indépendamment des visites personnelles du juge de paix, ce magistrat se fera remettre trimestriellement un certificat du médecin de la famille, aussi longtemps que durera la séquestration, et fera d'ailleurs visiter l'aliéné par tel médecin qu'il désignera, chaque fois qu'il le jugera nécessaire.

J'ai à signaler ici deux manières de procéder à l'égard des aliénés qui me paraissent l'une contraire à l'esprit, l'autre contraire à la lettre de la loi de juin 1838, et qui toutes deux offensent la dignité dont cette loi a voulu entourer leur infortune.

L'une des prescriptions de l'article 24 est ainsi conçue :

Dans aucun cas, les aliénés ne pourront être conduits avec les condamnés ou les prévenus, ni déposés dans une prison.

Le législateur a voulu nettement, par cette disposition de la loi, éviter la promiscuité immorale des deux grandes catégories de séquestrés : les criminels et les aliénés.

Mais très souvent les criminels, sous l'influence de leurs prédispositions individuelles ou des lieux où ils sont renfermés, sont atteints du mal de la folie. Vous leur devez les soins que réclame leur état, et qu'ils ne peuvent trouver dans les prisons, où ils sont en butte aux mauvais traitements de leurs co-détenus. Vous les dirigez alors sur l'hospice d'aliénés, et c'est ainsi que vous méconnaissez la pensée du législateur, qui a voulu, au nom de la dignité de l'homme et de la morale publique, supprimer ce contact avilissant. Vous blessez la juste susceptibilité des familles, vous exposez les aliénés, dont le délire n'est que partiel, à se croire eux-mêmes des prisonniers ou des criminels ; vous préparez des évasions dangereuses pour la société.

Il existe une distance énorme, presque un abîme, entre les aliénés ordinaires et les aliénés criminels. Cette distance a toute l'étendue des sentiments moraux.

Chez les premiers, la raison est obscurcie, le jugement faussé, les autres facultés de l'esprit sont troublées ou perverties par des conceptions délirantes puisées presque toujours à la source des idées, des sentiments élevés, inspirées par l'amour du prochain, ou ayant pour objet le bien-être matériel ou la régénération morale des hommes. Chez les aliénés criminels, au contraire, on retrouve, après comme avant, les inclinations vicieuses, le penchant au mal, les instincts égoïstes et grossiers qui priment toutes les facultés de l'esprit et du cœur.

La loi anglaise a prévu cette grave difficulté ; elle a

compris que le contact de ces deux êtres si diversement malheureux n'était pas possible ; elle a soustrait l'aliéné à l'installation, au traitement médical et au milieu si défavorable des établissements pénitentiaires ; elle a évité la promiscuité immorale que notre législation a signalée en séquestrant les seconds dans un asile spécial (*criminal lunatic azylum*), où les criminels reçoivent les soins que l'humanité leur doit, et sont entourés de toutes les précautions, de toutes les garanties que la société a le droit de réclamer.

A Paris, malgré la loi qui n'admet pas d'exception, les aliénés sont encore conduits avec les condamnés ou les prévenus, et renfermés sous le même toit que les prisonniers au dépôt de la Préfecture.

Ici ce n'est plus l'esprit de la loi qui est méconnu, c'est la loi elle-même, dans l'une de ses prescriptions, la plus claire et la plus rigoureuse, qui n'est pas observée, qui n'a jamais été observée.

J'ai sous les yeux les nombreuses réclamations qui se sont produites contre cette dérogation si grave aux prescriptions les plus absolues du législateur. Je crois qu'il n'est pas inutile à la cause des aliénés d'en reproduire quelques-unes sans autre commentaire.

Voici ce qu'écrivait M. le docteur Lisle en *1846*, après avoir cité l'art. 24 :

« Ainsi, dans *aucun* cas, les aliénés ne peuvent être ni conduits avec les condamnés ou les prévenus, ni déposés dans une prison. Cependant, le croirait-on? ce que la loi n'admet même pas comme une exception, est devenu à Paris la règle commune. Tous les aliénés qui sont placés à Bicêtre ou à la Salpêtrière, par ordre de l'autorité publique, doivent avant tout être examinés et interrogés par le commissaire de police du quartier. Celui-ci, après avoir reconnu la nécessité de leur placement dans un établissement spécial les dirige sur la Préfecture de police, où ils sont examinés par un médecin chargé officiellement de constater leur état mental.

» Qu'ils soient tranquilles et inoffensifs, ou furieux et dangereux, tous sont condamnés à subir pendant plusieurs heures le voisinage de tous les malfaiteurs, vagabonds et filles perdues que la police ramasse chaque jour dans les rues de Paris. Le médecin chargé de ce service n'est pas logé à la Préfecture de police ; il n'y fait que deux visites par jour, à midi et à quatre heures ; de sorte que tous les aliénés qu'on y amène dans l'intervalle sont obligés de l'y attendre, quelquefois pendant dix-huit à vingt heures, et souvent d'y passer la nuit.

» Le local, qui est destiné à les recevoir, est, il est vrai, entièrement isolé des autres services de la Préfecture ; il consiste en un certain nombre de loges convenablement appropriées à leur destination ; les gardiens affectés au service des malades sont strictement distincts des gardiens des détenus. Mais quelques efforts qu'on ait pu tenter pour rendre supportable le court séjour que les aliénés doivent faire à la Préfecture de police, il n'en est pas moins vrai qu'ils sont reçus dans une prison, contrairement aux prescriptions si formelles de la loi. Le bureau des aliénés fait partie intégrante de la prison de la Préfecture, et est situé immédiatement au-dessus de la grande salle où sont renfermés tous les individus qui sont arrêtés chaque jour. Et puis, pour des malades timorés et poursuivis par la crainte de persécuteurs inconnus, qui sont disposés à voir des ennemis dans toutes les personnes qui les entourent ou qu'ils rencontrent sur leur passage, le nom seul de la Préfecture de police ne suffira-t-il pas pour redoubler leur terreur ou les exaspérer jusqu'à la fureur la plus aveugle ? Aussi nous paraît-il certain que, dans bien des circonstances, on a vu se réaliser à l'hôtel de la rue de Jérusalem les prévisions de l'honorable rapporteur de la Chambre des pairs lorsqu'il s'écriait : « Un pareil traitement est indigne de notre état de civilisation ; il peut, et à bon droit, accroître et exaspérer la maladie des malheureux qui auraient à le subir. »

»Voilà cependant plus de sept ans qu'une illégalité aussi

fâcheuse se prolonge sous les yeux mêmes de l'autorité su-
rieure, à qui incombe pourtant l'obligation de faire exécuter une disposition toute d'humanité et de haute philanthropie, selon les expressions de l'honorable rapporteur de
la Chambre des pairs. Elle a même été aggravée, s'il est
possible, au commencement de cette année (1846) par la
nomination d'un médecin que nous avons vu être chargé
d'examiner tous les malades dont le placement est ordonné
par l'autorité publique. »

Et plus loin :

« Et la ville de Paris n'est-elle pas assez riche pour faire
construire un lieu de dépôt assez éloigné, ou du moins assez
distinct de la Préfecture de police pour faire taire les préventions des malades et les répugnances des familles? Il y a
d'ailleurs dans la prolongation d'un semblable état de
choses, des inconvénients si nombreux et si graves, l'abus
et l'illégalité sont si évidents, qu'il suffira, nous l'espérons,
que nous les ayons signalés à l'administration supérieure
pour que celle-ci se hâte d'y mettre un terme. »

En 1866, M. le docteur Thulié après avoir reproduit les
paroles que je viens de citer s'exprime ainsi :

« Cette place de médecin chargé d'examiner les aliénés
amenés à la Préfecture s'est perpétuée, comme le craignait
M. Lisle ; la ville de Paris n'a fait construire aucun dépôt
pour recevoir les malades temporairement, et il n'a pas
suffi de signaler l'abus pour qu'on y mît terme.

» Les choses se passent, en effet, aujourd'hui comme en
1846, et tout malade arrêté par la Préfecture est écroué
au dépôt. Je ne sais si l'endroit où on enferme les aliénés
est le même que celui dont parle M. Lisle; je ne suis entré
que dans la première salle du dépôt actuel ; peut-on appeler
celà la salle d'attente ? Et si je juge du reste par ce que j'ai
vu, le logement des aliénés doit être bien misérable. Durant
les quelques instants que je suis resté dans cet horrible
endroit, j'ai vu entrer et sortir des vagabonds de la pire
espèce et des filles destinées à Saint-Lazare. L'aliéné,
arrêté par la Préfecture, coudoie toutes ces turpitudes,

toutes ces horreurs. Les malheureux qui arrivent à la Préfecture après la visite du médecin passent la nuit dans ce
lieu, en compagnie de quelques malheureux. Ceux qui sont
enfermés le samedi soir y restent jusqu'au lundi matin, et
par conséquent, y séjournent deux nuits. On ne tient pas
compte de l'état mental du malade écroué, et le plus lucide
est souvent en compagnie du dément le plus abruti. Qu'on
ne dise pas que cet état de choses déplorable ne fait courir aucun danger au malade.

»Voici ce qui s'est passé dernièrement :

» Un jeune homme étranger, menant son commerce avec
une grande habileté et une grande intelligence, avait à peu
près tous les ans, un accès de manie de courte durée. Une
fois il a été enfermé à Paris dans une maison de santé; à
Londres, on a été obligé de le séquestrer de même.

» L'été dernier, pendant un voyage qu'il faisait à Paris
pour ses affaires, il est pris de son accès annuel. Son délire
se manifeste par une activité fébrile, par une loquacité inta-
rissable; il court, va et vient, veut traiter toutes ses affaires
à la fois, travaille la nuit, ne doute de rien, oublie dans sa
fiévreuse précipitation son argent, des objets qu'il ne quitte
jamais ; il traverse Paris dans tous les sens, exécute ses
moindres pensées immédiatement et sans qu'une objection
se présente à son esprit ; il entre dans un café sans penser
qu'il n'a pas d'argent, boit, et laisse des objets en nantisse-
ment; il a semé ainsi, dans différents endroits tout ce qu'il
avait sur lui de quelque valeur: c'est un besoin de mouvement qui ne le quitte ni jour ni nuit. Avec cela, il est lucide,
voit et comprend ce qui se passe autour de lui, traite
même encore ses affaires sans erreur, malgré sa précipitation ; mais une agitation maladive trahit son état mental.

»Ce jeune homme, après avoir usé et abusé d'une voiture
de place, voulut la renvoyer; mais il n'avait pas d'argent,
et proposa au cocher d'aller se faire payer à son hôtel ou
chez un de ses correspondants. Le cocher refusa, se fâcha
et fit arrêter le voyageur, qui fut conduit, comme atteint
d'aliénation mentale, au dépôt de la Préfecture de police.

Il passa la nuit avec quelques compagnons d'infortune, le dégoût qu'ils lui causèrent, l'horreur de sa situation amenèrent l'idée du suicide. Dans ces sortes d'excitations maniaques, l'idée qui vient à l'esprit est immédiatement exécutée. Le malade tenta donc de se pendre. Heureusement, il ne réussit pas, et après quinze jours de traitement dans une maison de santé, il était assez bien pour qu'on permît à sa jeune femme de le ramener dans son pays. Cette nuit passée à la Préfecture avait profondément frappé ce malheureux, qui n'en parlait pas sans une profonde horreur.

» Ce n'est donc pas une réforme qu'il faut demander ici, mais l'exécution de la loi. N'est-il pas au moins étrange de voir les discussions des deux Chambres, les énergiques recommandations du gouvernement si complétement oubliées ou négligées. A quoi donc servent les lois? Ne pourrait-on pas croire que, si l'on observe rigoureusement celles qui frappent, on néglige volontiers celles qui protégent. »

Voici, d'ailleurs quelques extraits d'un rapport fait à la Société médico-pratique de Paris en 1874, par M. le docteur Collineau et communiqués à M. le préfet de la Seine, aux membres du Conseil général et à la Préfecture de police :

« Douze jours après un accouchement dont le travail et les suites avaient eu une évolution régulière, Mme X..., âgée de vingt-cinq ans, fut, au contre-coup d'une émotion futile, prise de délire.

» Stupeur extatique, incohérence des idées, préoccupations sinistres, agitation automatique, état fébrile.

» La fièvre ne tarda pas à tomber; mais le délire, l'agitation et l'indocilité persistant, il fallut se résoudre à provoquer l'admission de la malade dans un asile public d'aliénés.

» Or, les formalités préliminaires une fois remplies, le certificat médical et le rapport du commissaire de police du quartier dressés, une injonction de l'autorité obligea la famille à conduire Mme X... au dépôt de la Préfecture de police. Là, elle dut séjourner dans une cellule plusieurs heures, isolée des siens et livrée aux sombres suggestions qui l'assaillaient, en attendant l'autorisation de transfèrement à l'asile Sainte-Anne.

» Il avait été impossible, malgré des démarches réitérées, de soustraire cette femme, encore sous l'influence de la puerpéralité, à une exigence administrative dont le résultat fut non-seulement de redoubler l'affliction de sa famille, mais d'exercer sur son esprit troublé une impression pénible et persistante.

» Dans la soirée, Mme X... fut transférée au bureau de répartition de l'asile Sainte-Anne. Lors de son arrivée, la fièvre s'était rallumée; le souvenir de son séjour au dépôt de la Préfecture se mêla longtemps à ses conceptions délirantes.

» Au bout de trois semaines environ, elle succomba. »

Ce fait est d'une effroyable gravité, quand on pense que les circonstances qui l'ont accompagné sont applicables à un nombre annuel de 3,000 aliénés conduits et renfermés dans les mêmes conditions au dépôt de la Préfecture.

« En dépit de louables efforts, continue le rapporteur, l'installation de l'infirmerie du dépôt est insuffisante, et son séjour ne saurait être que défavorable à la guérison des maladies mentales.

» L'exiguïté du local, l'obscurité des cellules, l'insuffisance de leur nombre et de leur aménagement se prêtent mal à l'assistance à laquelle les aliénés, qui sont des malades, ont droit. Ce séjour produit sur leur esprit une impression pénible qui devrait leur être épargnée. Il n'est pas rare, — c'est un fait que notre enquête nous a permis de constater, — de voir cette impression se répercuter longtemps dans les manifestations du délire, et lui fournir un aliment inattendu. »

Autre objection non moins grave.

La Préfecture de police est divisée en un certain nombre de *quartiers*. Le dépôt, où sont amenés à toute heure

3

du jour et de la nuit les individus arrêtés sous la préven-
tion d'un acte criminel ou délictueux, constitue un de ces
quartiers. L'infirmerie, où sont admis les aliénés pour être
tenus en observation, fait partie intégrante du dépôt.

Affecter une portion d'un tel quartier à la destination
qu'on lui a assignée, y introduire et y faire séjourner, parfois
plusieurs jours, des aliénés, les exposer à une promiscuité
presque inévitable avec les prévenus, est contrevenir à la
lettre et à l'esprit de la loi.

L'article 24, en effet, n'est-il pas formel, et n'y est-il pas
dit : *Dans aucun cas, les aliénés ne pourront être ni conduits avec les condamnés ou les prévenus, ni déposés dans
une prison?*

Le législateur a été explicite. A ses yeux, — tout le
monde en conviendra avec nous, — le même toit ne saurait abriter le prévenu et l'aliéné.

La responsabilité qui pèse sur l'administration est
lourde.

Conclusion :

Conformément à la loi, séparation absolue des aliénés
d'avec les prévenus ; et, à cet effet, construction d'un établissement spécial et isolé, destiné à la réception des
aliénés.

Je termine par les paroles si frappantes de réalité de
M. le docteur Dagron, 1875 :

« Comment se fait-il qu'à Paris, les aliénés ne trouvent
pas avant leur entrée dans les asiles tous les ménagements
que leur accorde la province ?

» Un insensé préoccupe-t-il sa famille ou ses voisins, vite
on court chez le médecin et le commissaire du quartier.
Rien de plus naturel. L'homme de l'art trouve facilement
un prétexte pour rendre visite au malade ; il le voit, l'in-
terroge, l'examine, écoute ensuite les témoignages de ceux
qui l'entourent et finit, s'il le juge nécessaire, par délivrer
un certificat d'aliénation.

» Le commissaire, de son côté, prend des renseignements,
fait son enquête et pourvoit aux mesures urgentes de pru-

dence. Mais un suicide est imminent, un accès de fureur va se déclarer d'un instant à l'autre ; l'aliéné, très défiant de sa nature, s'aperçoit qu'on le surveille ; il va s'échapper si on ne s'y oppose ; le moment de la séquestration est venu.

» Comment procède-t-on ?

» Au lieu de conduire immédiatement le malade dans un établissement où il trouvera les soins dont-il a si grand besoin, on le dirige sur la Préfecture de police !

» Pour éviter toute pensée de rébellion de sa part, on le trompe. On lui parle d'un parent malade qui le demande ou d'un ami qui l'attend, et on le fait monter presque par force en voiture. Bientôt il s'étonne de la route suivie ; le doute s'empare de sa pauvre cervelle et la bouleverse à la vue suspecte des agents déguisés qui l'accompagnent. Il veut faire arrêter le fiacre ; on l'en empêche et il s'irrite. C'est à ce moment qu'il faudrait le remettre entre les mains du médecin, dans un milieu calme et rassurant. Qu'arrive-t-il, au contraire ? On le conduit à la Préfecture de police qu'il reconnaît du premier coup d'œil.

» — Mais pourquoi m'arrête-t-on ? s'écrie-t-il aussitôt. Quel crime ai-je commis ?

» — Un peu de patience, — votre affaire va s'arranger, — vous allez être libre tout à l'heure...

»Tandis qu'il attend dans l'angoisse, sa situation se régularise au greffe, son dossier se constitue dans les bureaux, et au moment où il croit qu'on l'appelle pour donner des explications à un fonctionnaire prêt à l'entendre, il est remis, malgré ses prières et ses protestations, à un geôlier qui lui fait horreur.

» Le tour est joué, et les acteurs applaudissent.

» Le pauvre fou se désole, lui, ou bien il entre en fureur. S'il se contente de gémir, tant mieux pour lui ; mais s'il tente de se révolter, la cellule, la camisole de force sont toutes prêtes.

» Ces moyens sont-ils toujours appliqués avec douceur par les agents ? Leur patience est-elle de ces vertus à toute épreuve dont aucune provocation ne saurait triompher? Nous connaissons trop l'incrédulité du siècle à cet égard pour oser répondre affirmativement. On ajouterait bien plutôt foi à notre témoignage si nous parlions des meurtrissures et des contusions que les malades attribuent à leur brutalité; mais il nous en coûte trop d'entrer dans ces détails; elles peuvent, d'ailleurs, venir du dehors.

» On termine enfin par où on aurait dû commencer, c'est-à-dire que, de la Préfecture, où il séjourne quelquefois plus de vingt-quatre heures en attendant la visite du médecin, l'aliéné est conduit à Sainte-Anne, où il existe un bureau médical d'admission et de répartition. C'est là qu'il retrouve enfin les égards et les soins dus à sa touchante infortune. Disons-le: souvent il est trop tard.

» Par le fait même de cette halte malheureuse au dépôt de la Préfecture de police, par suite de l'épouvante qu'a causée la voiture cellulaire dans laquelle se fait le trajet de Sainte-Anne, il nous faut quelquefois six mois et plus pour persuader à nos malades qu'ils ne sont pas en prison et qu'on ne les accuse d'aucun crime! L'influence du milieu dans lequel ils ont été jetés à l'improviste, au début de leur mal, est parfois telle qu'elle détermine pour longtemps la nature et les caractères du délire, qui suivra son cours. Sous l'empire de leur préoccupation dominante, les malades ne voient plus dans les médecins que des magistrats instructeurs; dans les infirmiers que des geôliers ou espions, et dans l'asile qu'une prison à laquelle ils se croient condamnés sans jugement, sans motif et sans espoir.

»Voilà où conduit le monde actuel d'arrestation des aliénés à Paris; voilà comment ils tendent à peupler nos maisons d'incurables.

» Quant à la voiture cellulaire, qui impressionne les aliénés tout aussi péniblement que leur promiscuité momontanée avec les criminels, elle pourrait être remplacée par de simples omnibus pareils à ceux qui, chaque jour, conduisent les aliénés de Sainte-Anne dans les divers asiles où on les répartit.

» Ces réformes sont dignes de tenter les honorables magistrats qui ont aujourd'hui le pouvoir et le désir d'être utiles. Leur accomplissement ne peut que servir à la cause de l'humanité et mettre enfin d'accord la réalité des faits avec l'esprit philanthropique de la loi du 30 juin 1838.

» Puisse notre voix être entendue! »

Jusqu'à ce jour aucun de ces appels pressants à des sentiments plus humains n'a eu d'écho.

Il y a quelques années, le conseil général du département de la Seine s'émut de cette situation. Une commission spéciale fut nommée, et une visite au dépôt des aliénés eut lieu. Je me souviens que l'un des membres de cette commission, en pénétrant dans ces tristes cellules où tant de malheureux ont déjà souffert, ne put retenir ce cri instinctif : « Ah! je sens que si j'étais renfermé là, seulement pendant deux heures, je deviendrais certainement fou. » Expressions vivement senties des impressions de celui qui les a prononcées, et d'une profonde vérité.

A la suite de cette visite, on organisa un service spécial de bureaux pour les aliénés; ils ne furent plus inscrits au registre d'écrou des criminels. C'était déjà quelque chose ; on leur abandonna une porte d'entrée particulière, on inscrivit sur cette porte le nom d'infirmerie, et ce fut tout. Le *quartier* des aliénés est toujours resté le même, les cellules n'ont pas changé, c'est le même toit qui abrite toujours les criminels et les aliénés, ils coudoient encore les mêmes vices, les mêmes infamies, les mêmes turpitudes. Il y a plus, on vient d'installer en face du service des aliénés le service médical des mœurs, le dispensaire. En sorte que dernièrement une pauvre mère de famille, conduisant sa fille atteinte d'accidents nerveux à la visite du médecin aliéniste, se trompa de porte et fut introduite, au milieu des femmes en carte, dans ce service médical dont on ne prononce pas le nom en présence d'une jeune fille!

Nous sommes à une époque où la voix des malheureux

n'est plus dédaignée; il ne faut pas en douter, elle sera écoutée et nos vœux seront exaucés.

Je n'ai plus que quelques mots à ajouter sur l'insuffisance de la loi de juin 1838, au point de vue de la protection qu'elle accorde aux intérêts et à la gestion des biens des aliénés.

Cette partie de la loi qui contient neuf articles a été l'objet de longues et sérieuses discussions. Cependant l'expérience a démontré et elle prouve tous les jours qu'il reste encore de nombreuses lacunes à combler.

Elles ont été signalées par des hommes éminents, dont le dévouement aux intérêts et au bien-être des aliénés semble se perpétuer comme une bienfaisante tradition de famille.

Cette partie si importante de la loi demanderait un développement considérable. Je ne peux dans ce travail, nécessairement restreint, que signaler en passant quelques-unes de ses imperfections.

La loi ne sauvegarde pas la fortune des aliénés placés dans les maisons de santé particulières ;

Elle ne veille pas au bon emploi de leurs revenus qui ne sont pas toujours utilisés à améliorer leur sort ou bien à hâter leur guérison ;

Elle facilite trop hâtivement la vente du mobilier des malades indigents placés dans les asiles publics.

Les maisons de santé particulières recrutent généralement leurs pensionnaires au milieu des classes riches et aisées de la société. La folie frappe en aveugle ; elle va surprendre le commerçant au milieu de ses plus importantes entreprises, elle fait irruption dans une association et frappe l'un de ses membres au moment où son nom et ses capitaux sont le plus sérieusement engagés, elle arrête le propriétaire au milieu de ses constructions ou de ses exploitations agricoles, elle anéantit le capitaliste et compromet ses plus sages spéculations.

Mais au moment où commerçants, propriétaires, capitalistes sont obligés d'aller se renfermer dans la maison de santé pour un temps plus ou moins long, peut-être pour toujours, je vois bien la nécessité d'une intervention protectrice immédiate de la loi ; je la cherche, les intérêts de l'aliéné la réclament impérieusement, elle n'existe pas.

L'article 31 dit bien que les commissions administratives ou de surveillance des hospices et établissements publics d'aliénés exerceront à l'égard des personnes qui y seront placées les fonctions d'administrateurs provisoires, qu'elles désigneront un de leur membre pour les remplir; mais cette disposition de la loi est applicable seulement aux asiles publics.

Eh, pourquoi n'avoir pas étendu cette mesure protectrice aux établissements privés, quand c'est là surtout qu'elle doit trouver à sauvegarder les intérêts les plus importants, les situations les plus intéressantes ?

Je sais bien que la loi a prévu l'intervention d'un administrateur provisoire nommé par le président du tribunal civil, en chambre du conseil. Mais dans ce premier moment d'émoi causé par l'irruption de la folie dans une famille, qui songera à recourir à ce moyen dont on ne comprend pas tout d'abord les avantages et dont on craint les inconvénients ? Puis il faut se soumettre à une longue procédure : il faut la réunion et la délibération du conseil de famille, l'intervention et les conclusions du procureur de la République, enfin un jugement du tribunal civil du lieu du domicile, rendu en chambre du conseil.

Tout cela est très long. En attendant, la fortune de l'aliéné est compromise de jour en jour, et bien souvent quand l'administrateur provisoire se présente, la ruine est consommée.

L'intervention de cet administrateur n'est pas seulement nécessaire au moment de la séquestration, elle doit se poursuivre et préserver *l'absent* de ces ruines et de ces dilapidations scandaleuses si fréquentes, dont je ne veux parler qu'en citant un fait que je trouve dans le livre : *La Folie et la Loi,* de M. le docteur Thulié :

» M. X... jouissait d'une fortune modeste, acquise au prix d'un travail persistant. Quoique ayant fait un mariage d'amour (il avait épousé sa maîtresse), il n'était pas heureux en ménage. S'il accusait sa femme d'être légère, elle l'accusait d'être par trop jaloux. M. X... fut frappé tout à coup d'un accès de manie aiguë et mis dans une maison d'aliénés. Après quelques mois de soins, il revint peu à peu à la santé.

» La femme fut chargée de la gestion des biens de son mari.

» Rusée et aimant sa liberté, heureuse de jouir d'un bien dont le possesseur légitime ne pouvait contrôler l'emploi, elle sut se faire bien venir par le médecin de l'établissement et, à l'aide d'une comédie habilement jouée, put passer à ses yeux pour la plus vertueuse et la plus attachée des femmes. Toutes les fois qu'elle venait voir son mari, elle ne manquait pas, après sa visite, d'aller dire au médecin que son mari était encore sous le coup de préventions insensées, qu'il la menaçait, qu'il l'accusait des actions les plus infâmes, et que certainement elle était convaincue qu'il lui arriverait des choses fâcheuses, si on lui rendait sa liberté. Cependant la conduite du malade était exempte de tout reproche; aucun symptôme n'était saisissable, et les mois s'écoulaient, le médecin restant convaincu que le malade dissimulait vis-à-vis de lui et devait retomber infailliblement dans un délire, dangereux peut-être, si on le laissait livré à lui-même. Ce n'est qu'après un temps très long, qu'on permit à M. X... de sortir. A sa sortie, il trouva sa fortune diminuée, et acquit la certitude que la conduite de sa femme avait grandement laissé à désirer. Il y eut procès. M. X... gagna..... Il n'y a pas eu de rechute depuis trois ans.

» C'est par le même procédé qu'un autre malade fut maintenu dans une maison de santé. A sa sortie, sa fortune était à peu près disparue; il en réunit à grand'peine les bribes et se garda bien de plaider; il se retira le plus obscurément possible, vécut ignoré de tous, tant il craignait de retomber dans des mains médicales. »

Cette inégalité incompréhensible de la loi, cette absence d'un administrateur imposé aux établissements privés, comme elle s'impose aux asiles publics, entraîne malheureusement trop souvent des conséquences telles que celles dont nous venons de parler, quand elles ne sont pas plus graves encore.

La folie a souvent cette triste propriété, d'affaiblir les liens de la famille et de stériliser les affections les plus vivaces. L'absent est vite oublié, et sa place vide au foyer domestique ne laisse pas de longs regrets.

Il faut reconnaître cependant que, dans la première période de l'affection, alors que l'on conserve encore l'espoir d'une guérison, d'un retour prochain, les familles se montrent affectueuses et ne reculent devant aucun sacrifice. On paye d'abord régulièrement le mois de pension, on ne laisse pas passer de jour sans voir et consoler le cher malade ; puis, peu à peu, les visites deviennent plus rares, les sentiments affectueux ont déjà faibli considérablement. On commence, faiblement d'abord, à parler de lourds sacrifices ; on demande bientôt une légère réduction sur le prix de pension, on y revient encore. On s'attiédit insensiblement et toujours davantage, et dans les prix de la pension et dans les sentiments affectueux, et dans les visites. Enfin, de déchéance en déchéance, on arrive aux limites qui cotoient l'abandon.

Plus d'un aliéné, possédant 30,000 ou 40,000 francs de rentes, placé d'abord dans une maison de santé à 6,000 francs par an, est arrivé, de rabais en rabais, à ne payer plus que 4,000 francs, puis 3,000 francs, puis 1,200 francs. C'est à peine s'il peut obtenir le linge et les effets qui lui sont strictement nécessaires, et souvent il est jeté dans un asile public, pendant que sa famille vit grassement de son revenu.

Quand la maladie se prolonge, que la famille proprement dite disparaît et que l'aliéné tombe entre les mains de collatéraux avides, on peut facilement se faire une idée des soins et du traitement réservés à l'aliéné. C'est alors qu'on voit s'élever ces fortunes scandaleuses, économisées au détriment de la souffrance et du malheur, par ceux-mêmes dont le devoir était de les employer à guérir et à soulager.

L'administration provisoire des asiles publics peut, en vertu d'une autorisation spéciale, accordée par le président du tribunal civil, faire vendre le mobilier de l'aliéné non interdit et séquestré (art. 31). Cette mesure est souvent nécessaire pour empêcher le mobilier de se détériorer et le loyer de courir sans utilité. Cela est surtout nécessaire dans les grandes villes et notamment à Paris.

Dans la capitale, l'administration provisoire des biens des aliénés placés d'office a longtemps été exercée par des employés de l'assistance publique, et elle l'est aujourd'hui par des agents départementaux. Ces administrateurs s'appliquent d'autant plus à cette mission qu'ils ont le droit de se faire rembourser par les malades, quand cela est possible, les frais de leur traitement (art. 27), et qu'en défendant les droits de l'aliéné séquestré, ce sont en même temps les leurs qu'ils défendent. Il peut même arriver que dans cette poursuite, ils aient encore plus en vue les seconds que les premiers.

En ce qui concerne le mobilier de ces aliénés, l'administration, après avoir résilié le bail le plus promptement possible, fait mettre leurs meubles en magasin, puis au bout d'un délai déterminé, un an, croyons-nous, elle les fait vendre. Si l'aliéné reste séquestré, le montant de cette vente est affecté, aussi longtemps qu'il reste quelque chose, à payer les frais de son séjour à l'asile; s'il sort, on lui rend le surplus. Mais il est évident que pour le malade qui, après avoir été en proie à un accès de folie, est ainsi rendu à la raison et à la liberté, cette somme d'argent est loin de représenter le bien-être et les avantages que son mobilier lui procurerait; les objets qui le composaient ont été le plus souvent vendus à bon marché, et pour en racheter d'autres il faut qu'il paye cher ; ses meubles pouvaient être vieux et passés de mode, et cependant ils lui rendaient de bons services ; il faut maintenant qu'il s'en procure d'autres neufs ou du moins toujours assez dispendieux, au moment où il n'a plus, ni travail, ni ressources, ni asile ; au moment où il quitte un hospice pour entrer en convalescence. En pareille circonstance, l'administration provisoire de ses biens, tout en agissant légalement, a en réalité blessé ses intérêts au lieu de les sauvegarder (1).

C'est donc à la loi qu'il faut s'adresser ; et quand il s'agit de sauvegarder le bien des aliénés pauvres, les plus malheureux de tous, la loi doit être largement protectrice.

La réforme, je dirais mieux, les améliorations de la loi de juin 1838, sont nécessaires, urgentes ; c'est incontestable. L'opinion publique les réclame, les souffrances des aliénés en font un devoir impérieux, sacré, à tous les amis de l'humanité.

Quelle sera cette réforme ? Quelles seront ces améliorations ?

De nombreux projets ont été proposés par des hommes éminents placés dans les positions sociales et aux points de vues les plus divers. Ce n'est ici ni le lieu, ni l'heure d'entrer dans un examen détaillé de tous ces systèmes plus ou moins pratiques, plus ou moins efficaces. Il est bon de remarquer cependant que tous revêtent un caractère de philanthropie d'autant plus sincère, d'autant plus élevé que leurs auteurs ont approché les aliénés de plus près et les ont connus davantage.

De tous ces projets, un seul me semble répondre au but proposé. Il a été indiqué par MM. le conseiller Desmaze, le Dr Jules Falret, Stéphan Jenhert et Maxime du Camp. C'est l'institution d'une commission permanente et centrale, composée de magistrats, d'administrateurs et de médecins en nombre suffisant pour assurer la bonne

(1) M. le docteur Foville fils. *Les Aliénés*. 1870.

administration du service général des aliénés et veiller à l'exécution de la loi.

Cette commission devrait être permanente, afin de donner aux membres qui en feraient partie le temps et le désir d'étudier sérieusement les questions délicates qu'ils auraient à juger, et de faire en quelque sorte leur éducation spéciale.

Les membres de cette commission devraient être convenablement appointés, afin de pouvoir se consacrer tout entiers à leurs fonctions et ne pas en être détournés par d'autres occupations.

Elle devrait avoir les attributions les plus étendues pour surveiller, non-seulement l'exécution des lois, mais tout ce qui concerne le régime intérieur et l'administration des asiles d'aliénés, pour veiller sur leurs biens et en assurer la sage gestion.

Cette commission siégerait au centre de Paris. Le local mis à sa disposition serait organisé de telle sorte qu'il pourrait recevoir non-seulement les aliénés que l'on envoie tous les jours au dépôt de la Préfecture de police, contrairement à la loi, mais tous ceux qui sont reçus dans les maisons de santé particulières, où les placements volontaires favorisent bien plus que dans les asiles publics les atteintes portées à la liberté individuelle. On installerait dans le même local un service de bureaux où toutes les pièces relatives aux aliénés seraient concentrées, où seraient envoyés tous les rapports, où parviendraient toutes les plaintes, toutes les réclamations adressées des établissements publics et privés.

Ce qui manque à la loi de juin 1838, c'est une tête, une direction centrale toujours prête à agir. Le législateur a multiplié autour d'elle les moyens d'action ; les préfets, les procureurs de la République, les commissions provisoires et locales, les maires, les juges de paix sont, certes, des agents actifs et intelligents. Mais je ne trouve pas l'unité de pensée, la force impulsive centrale qui coordonne tous ces moyens d'action, toutes ces forces, qui inspire tous ces dévouements personnels et qui les fasse tendre, par les voies les plus directes, vers un seul et même but :

Le bien des aliénés.

Je pourrais suivre les traces fécondes de cette commission au milieu des lacunes et des imperfections de la loi de 1838. Montrer combien son intervention prompte, efficace, fréquente, serait favorable à la liberté individuelle ; faire sentir son influence dans une meilleure organisation intérieure des asiles, des maisons de santé et de leur personnel, prouver qu'elle serait une digue puissante contre la cupidité de tous ceux qui entourent les aliénés, mais ces considérations m'entraîneraient beaucoup trop loin ; elles trouveront, d'ailleurs, leur développement dans une étude plus étendue et plus approfondie de ce projet de réforme.

Je termine en disant quelques mots des fermes-asiles ou colonies agricoles d'aliénés.

Pinel a rendu aux aliénés l'air et la lumière, c'était la vie.

La loi de 1838 a fondé pour eux des établissements confortables, c'est le bien-être.

Le progrès ne s'arrête pas, il faut marcher en avant, chaque génération lui est tributaire. A nous de donner aux aliénés le travail qui ennoblit et l'espace qui achemine à la liberté.

Le développement naturel des asiles d'aliénés, leur marche assurée vers le progrès, c'est leur transformation en centres agricoles.

Ils sont appelés à résoudre ce grand problème : Plus de bien-être et moins de dépense.

Je me propose de rechercher la solution de ce problème social au profit des malheureux, dans une étude approfondie dont je possède les éléments, mais qui ne trouverait pas sa place dans ce cadre nécessairement restreint.

Ce que je veux dire aujourd'hui, c'est que malgré les

progrès immenses accomplis dans le traitement des aliénés, depuis la loi de juin 1838 ; malgré le nombre et l'importance des asiles qui se sont élevés de toute part ; malgré
leur aspect monumental, leurs appartements plus grands,
mieux distribués, dans lesquels on a fait circuler largement l'air et la lumière ; malgré tout, le cœur se resserre,
on éprouve un sentiment de tristesse instinctif à la vue de
ces cours arides et carrées, de ces murs à angles droits, de
ces enclos fermés de hautes murailles, où tous les jours
l'aliéné traîne aussi tristement son délire que le forçat sa
chaîne et son boulet. Tout ressemble à la prison, tout est
d'une monotonie désespérante.

On ne retrouve pas là l'influence si douce de la vie ordinaire, de cette vie à laquelle chaque homme doit ses
meilleurs souvenirs. Qui donc peut oublier le milieu dans
laquel il a travaillé, dans lequel il a aimé, dans lequel il a
lutté, dans lequel il a été malheureux, dans lequel il a
souffert !

Est-ce bien là cette solitude qui convient à des esprits
déjà disposés, par leur maladie, à s'isoler de tout et que l'on
a la prétention de guérir et de rendre à la société ? Est-ce
bien cette oisiveté funèbre qui calmera l'activité dévorante
de ces imaginations en délire ?

Non ; rendez aux aliénés le travail, la vie ordinaire, l'espace, le grand air, faites leur oublier, autant que possible,
leur triste captivité, et vous aurez déjà calmé leur délire,
dissipé leur tristesse, vous aurez résolu une partie du problème en leur donnant plus de bien-être moral.

L'augmentation du bien-être physique et la diminution
de la dépense résulteront du développement donné au travail et de la propérité des Fermes-Asiles.

Pour s'en convaincre, on n'a qu'à jeter les yeux sur les
essais partiels, restreints, qui ont été faits par différents
asiles d'aliénés, et comparer les résultats obtenus.

Je pourrais citer l'asile de Quatre-Mares, à Rouen, de
Saint-Luc à Pau, de Leyme dans le Lôt, de Fitz-James à
Clermont-sur-Oise, ce dernier qui, en faisant prospérer la

fortune de ses propriétaires, a trouvé le moyen de recevoir les aliénés du département à des prix de journée inférieurs à celui des autres asiles.

Mais, sous les yeux de l'Administration, aux portes de Paris, je vois l'important asile de Ville-Évrard, qui possède tous les éléments de prospérité pour devenir une ferme-asile modèle et pour lequel on n'a rien fait encore. Il est placé dans les conditions les plus favorables; son sol est très fertile. Au milieu de la campagne, assez près, cependant, d'une grande ville pour y faire consommer ses produits, et assez loin pour ne pas supporter les charges de son octroi; tout y est réuni pour assurer le succès d'une tentative de colonie agricole.

L'asile de Ville-Évrard renferme une population nombreuse; il peut contenir plus de six cents malades.

Il est parfaitement établi que le nombre des aliénés des deux sexes capables de se livrer à un travail fructueux dépasse en moyenne 75 pour 100.

Les six cents malades de Ville-Evrard doivent donc fournir au moins 448 travailleurs, sans compter les domestiques.

Ces 448 travailleurs produiront une quantité annuelle de 140,000 journées de travail, qui représenteront, en admettant pour prix de journée le tarif le plus minime, une somme qui dépasserait deux cent mille francs.

Pourquoi ne pas utiliser ces forces, dont la masse produirait des travaux considérables? Pourquoi abandonner un capital si précieux au détriment du bien-être moral et physique des malades?

Ces résultats seraient obtenus facilement; car l'aliéné, en général, aime le travail; l'oisiveté est pour lui un fardeau. Je n'en veux pour preuve que sa docilité, que le respect qu'il a pour l'outil qui lui a été confié. Jamais il ne s'en servira dans un but nuisible. S'il veut faire un mauvais coup, il volera un couteau, saisira un caillou, un tesson de bouteille, mais il ne lui viendra même pas à la pensée de se servir de la pioche ou du merlin qu'il tient entre ses mains.

. Je termine avec l'espoir que ma voix, quelque faible qu'elle soit, sera entendue. Dans notre pays, on n'a jamais plaidé en vain la cause des malheureux.

. Ce fut à la Convention que Pinel s'adressa pour demander les moyens d'améliorer le sort des aliénés, pour faire ouvrir et assainir leurs loges, pour briser leurs chaînes. Nous sommes fils de la grande révolution, nous devons être les héritiers de sa pensée et continuer son œuvre en faveur des aliénés.

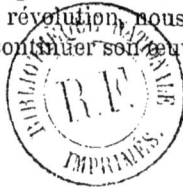

Paris, imp. Balitout, Questroy et C°, 7, rue Baillif

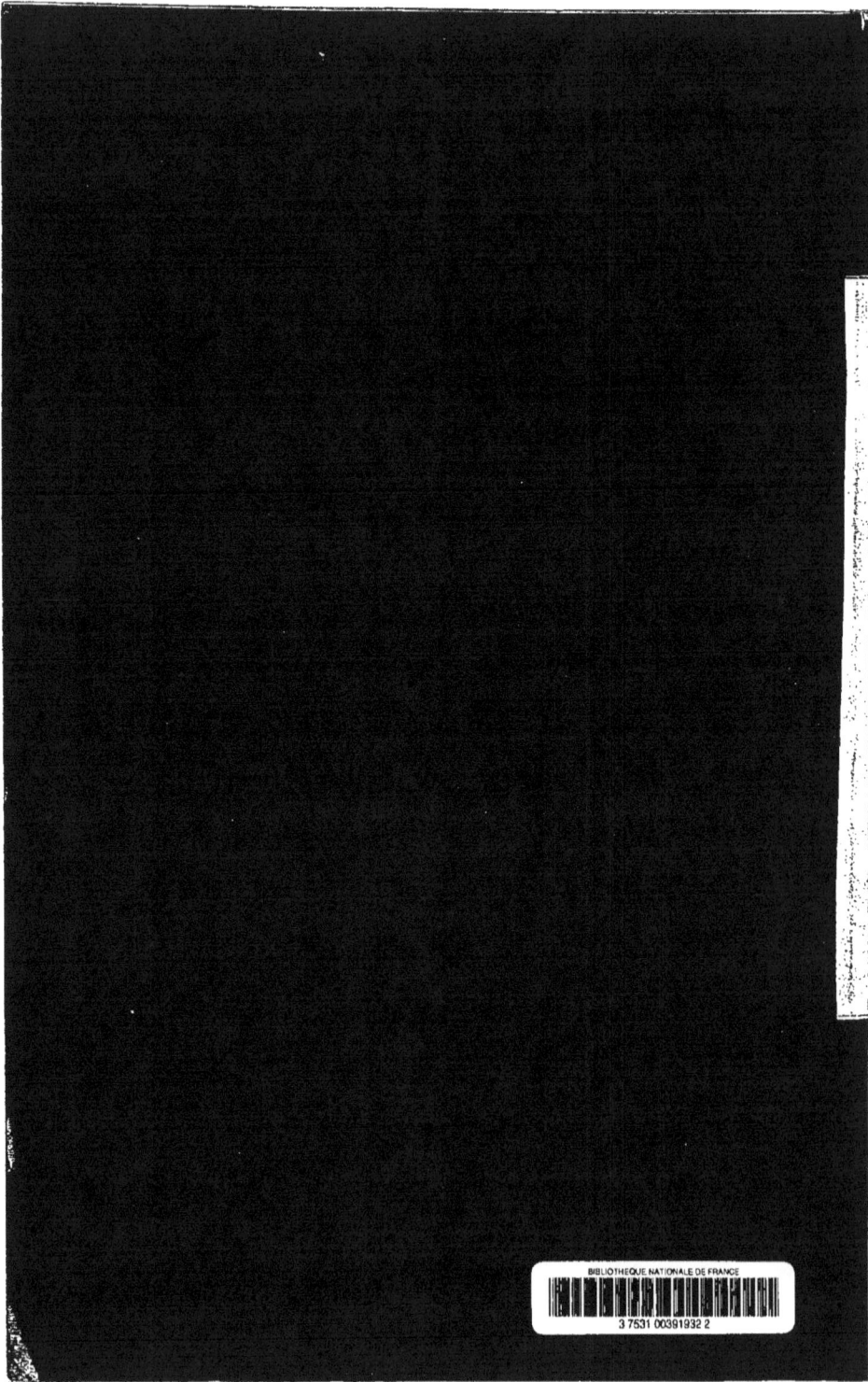

www.ingramcontent.com/pod-product-compliance
Lightning Source LLC
Chambersburg PA
CBHW050544210326
41520CB00012B/2712